www.ingramcontent.com/pod-product-compliance
Lightning Source LLC
Chambersburg PA
CBHW072203280526
45788CB00002B/856
* 9 7 8 1 0 9 3 3 0 6 9 8 9 *